LE
SOYA HISPIDA

SA VALEUR ALIMENTAIRE, SES INDICATIONS

PAR

Le Dʳ ABEL LEUILLIEUX

Ancien élève de l'Institut industriel et agronomique du Nord.

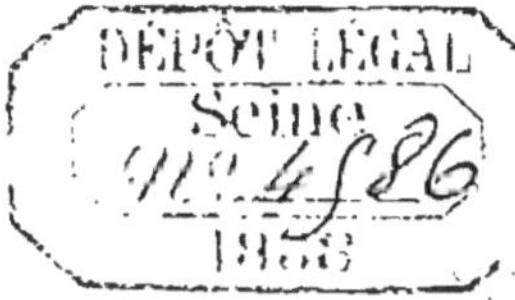

PARIS

IMPRIMERIE DE LA FACULTE DE MEDECINE

A. DAVY, Successeur de A. Parent

52, RUE MADAME ET RUE CORNEILLE, 3

—

1888

LE

SOYA HISPIDA

SA VALEUR ALIMENTAIRE, SES INDICATIONS

I. — HISTORIQUE ET DESCRIPTION BOTANIQUE.

Et quasi cursores vitaï lampada traduit.

LUCRÈCE.

L'historique de la question n'est pas long à faire au point de vue médical.

Personne n'avait publié de travail à ce sujet, ni en France ni à l'étranger.

Au point de vue botanique il existe bien dans la science quelques notes éparses dans de grands ouvrages, dans des relations de voyages, dans quelques revues et quelques publications de sociétés d'agriculture.

Une seule monographie existe; c'est celle publiée par M. Pailleux et de laquelle nous avons extrait un grand nombre de documents relatifs au Soya en Chine, au Japon, et à son acclimatation en Europe et en France.

Elle nous a fourni aussi des indications très importantes au point de vue chimique, indications que nous avons complétées par l'analyse d'une communication à la Société de médecine pratique tout, récemment publiée (1er juin 1888) par M. Lecerf, ancien pharmacien militaire, qui a trouvé un procédé de panification spécial, qui est encore son secret, et qui permet de faire avec la farine du Soya un composé alimentaire agréable, de conservation facile et d'usage commode.

Le pain préparé par le procédé de M. Lecerf est très agréable.

La mie a un aspect et un goût qui rappellent le gâteau moulé ordinaire.

La croûte, à cause de la matière grasse très abondante qui est laissée à la farine, est très épaisse et d'un beau doré, ce qui en fait quelque chose d'intermédiaire entre le pain et le gâteau.

Il a de plus l'avantage de se conserver frais pendant cinq jours environ et de pouvoir être transformé en se débitant en tranches que l'on fait griller, en biscottes de conservation indéfinie et propres à être consommées telles quelles, ou à devenir la base d'une série de préparations culinaires des plus variées.

Il est permis de penser que la manutention du Soya introduite dans l'usage courant pourra rendre de très grands services non seulement aux diabétiques, mais aux personnes épuisées par la grande quantité de matière azotée analogue à celle de la viande et par la forte propor-tion de phosphates qu'elle contient, serait un mode d'ad-ministration absolument recommandable de cet agent thé-rapeutique aux enfants rachitiques, aux femmes encein-tes et en couches, dans l'ostéomalacie et surtout dans la convalescence des grands traumatismes, fractures, etc., intéressant le système osseux, pour fournir aux cals en abondance et sous une forme biologique les éléments de sa constitution.

De plus, en alliant la farine de Soya à de la poudre de viande, ou bien encore en y ajoutant une certaine quantité de fécule de pomme de terre ou autre, on peut en faire d'excellents biscuits pour l'armée et la marine.

Signalons en passant une petite application scientifi-que du pain de Soya

M. Lecerf estime qu'il pourrait, vu sa grande richesse en principe azoté, être un milieu de culture des micro-organismes dans les laboratoires de bactériologie et remplacer avantageusement la pomme de terre actuelle-ment classique.

En outre, en raison de sa consistance particulière ferme, sa texture à la fois compacte et poreuse, arrosé ou non des solutions de Pasteur, il serait un moyen commode et facile pour les expériences microbiologiques d'autant plus que le pain est stérilisé par le fait même de la cuisson.

Nous aurions bien voulu, pour être en harmonie avec l'épigraphe placée en tête de ce chapitre, pouvoir donner la méthode dont se sert M. Lecerf, mais nous regret-tons de ne pas la connaitre.

Par les données fournies par l'analyse chimique, on peut penser que, pour arriver au double résultat obtenu par M. Lecerf : 1° enlever à la farine le goût de haricot cru ; 2° rendre possible la panification pratique, très difficile, sinon impossible avec la farine qui n'a subi aucune préparation, il faut faire subir à cette farine ou à la graine, décortiquée ou non, qui va servir à la préparer, soit une légère torréfaction, soit une lévigation à l'aide de solutions alcalines ou acides suivant la nature des principes immédiats qu'il s'agit d'enlever ou de modifier ou tout simplement faire agir des dissolvants, carbures, alcools, etc., soit à froid, soit à chaud ou même à l'état de vapeur.

La plante que nous décrivons sous le nom de Soya hispida reçut de Linné le nom de Dolichos Soja (species plantarum) et figura plus tard dans les Icones plantarum rariorum de Jacquin.

Mœneh l'étudia ensuite et ne lui trouvant pas les caractères génériques des véritables Dolichos, ne pouvant d'autre part la rattacher au genre Phaseolus, crut devoir en faire un genre spécial et lui donna le nom de Soja (Methodus plantas horti botanici et agri marburgensis a stationem discribendi).

Les célèbres botanistes Bentham et Hooker n'admirent point ce genre ; pour eux cette plante n'est qu'une véritable glycine (genre Glycine). C'est aussi l'opinion de presque tous les botanistes modernes à laquelle se rattache M. le professeur Baillon.

Miquel, dans son Proculso floræ Japonicæ affirme qu'il existe deux espèces de Soya au Japon, et il en indiqua même plusieurs autres ultérieurement dans sa flora indiæ Batavæ.

Le Glycine hispida (Soja hispida, Mœneh).

Le Glycine Soja, Sieb. et Zuc.

D'après lui, les gousses du Glycine Soja sont continues intérieurement, c'est-à-dire qu'elles n'offrent pas les

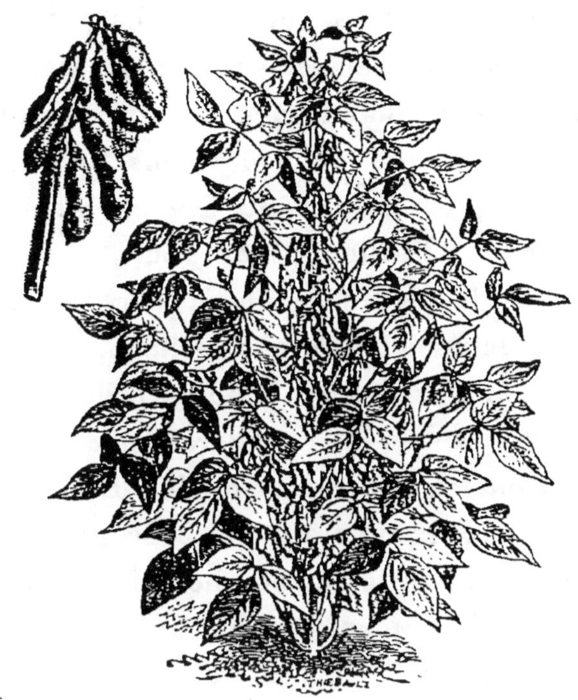

étranglements et les cloisons celluleuses qui existent dans le Soja hispida.

Pour MM. Franchet et Savatier ces espèces sont très voisines (Enumeratio plantarum in Japonia crescentium).

Il va sans dire qu'il ne faut pas confondre le genre Glycine, Glycine Soja avec la Glycine grimpante à grappe violacées de nos jardins qui appartient au genre **Wistaria**.

Le Glycine commun est le Wistaria sinensris.

Bien que nous nous rattachions à l'opinion de Siebold et Zuccarni qui font de la plante en question une Glycine (Glycine hispida), nous la décrivons soūs le nom de Soya hispida, adoptant le nom vulgaire usité dans l'agriculture et l'horticulture de façon à ne pas faire naître d'équivoque dans l'esprit du lecteur ni surcharger la synonymie phytographique déjà si encombrée. Mais au point de vue scientifique, quand nous dirons Soya hispida, il faut être prévenu que nous devrions dire pour être correct, botaniquement parlant, Glycine hispida.

M. le professeur Baillon a bien voulu nous autoriser à cueillir dans le jardin botanique de la Faculté de médecine plusieurs échantillons de Soya.

C'est par l'analyse de ces plantes fraîches que nous avons fait avec la savante collaboration de M. Egasse, ancien pharmacien de la marine de l'Etat, la phytographie sommaire qui suit et qui concorde exactement avec celle donnée par le célèbre médecin et explorateur encyclopédiste Kæmpfer, qui en fit dans son Amœnitatum exoticarum politico, physico, medicarum, fasciculi quinque Lemgoviæ, une description monographique d'une exactitude remarquable.

En comparant nos échantillons frais avec ceux figurés dans les planches du magnifique ouvrage de Kæmpfer, M. Egasse et moi nous fûmes frappés de l'exactitude et de la bonne foi avec lesquelles le savant hollandais qui eut le bon esprit, très répandu alors, de publier ses observations en latin et des idées nettes qu'il se faisait des objets qu'il étudiait de telle sorte que notre description faite d'après nature sur un individu poussé librement sans soins particuliers à Paris, semble calquée sur celle de Kæmpfer qui décrivait en extreme Orient il y a plus d'un siècle une plante qui ne diffère sensiblement pas avec celle qui croît dans nos régions.

Le Soya qui s'est développé en France est une plante herbacée, annuelle, d'une hauteur de 50 à 60 centimètres environ, dressée, velue, couverte de poils simples roussâtres, à tige rameuse ascendante.

Les feuilles sont alternes, supportées par un pétiole canaliculé à la partie supérieure, long de 12 à 14 centimètres, couvert de poils plus grêles que ceux de la tige et moins nombreux, à folioles ternés, deux latéraux opposés, le troisième terminal de 10 centimètres de longueur sur 6 centimètres de largeur, inquilatéraux, ovales, subacuminés surtout à la partie inférieure de la plante, d'un vert plus clair à la face inférieure qu'à l'autre et d'une teinte moins foncée que celle des haricots.

Les fleurs sont violacées, puis bleuâtres, disposées en grappes simples et axillaires, se rapprochant comme couleur de celle du lin.

Au Japon les fleurs apparaissent en août ; à Paris elles fleurissent régulièrement à la même époque.

Les gousses ont de 4 à 4 centim. 5 de longueur, subcomprimées, toruleuses, renfermant le plus ordinairement deux grains presque arrondis présentant un aplatissement latéral et sensible de 6 à 7 millimètres de longueur sur 5 de large, à épisperme jaunâtre et luisant, à hile blanc bordé de noir.

Le calice est gamosépale à cinq divisions aiguës, la supérieure plus courte, la corolle est polypétale irrégulière, papillonacée, à étendard sub ovale et marginé à la partie supérieure, à ailes oblongues ; la carène est petite.

Sur les dix étamines diadelphes, une est plus longue que les autres.

L'ovaire est libre, uniloculaire, renfermant de deux à quatre ovules qui deviennent les graines jaunâtres, luisantes, sans albumen, à cotylédons épais et charnus qui conservent très longtemps leurs propriétés germinatives.

M. Blondel, préparateur à la Faculté de médecine, licencié ès sciences naturelles, a bien voulu nous faire une coupe de la graine du Soya hispida sur un échantillon provenant des cultures de Hongrie que nous lui avions remis.

C'est ce dessin que nous reproduisons ci-contre en remerciant l'auteur du gracieux concours qu'il nous a prêté.

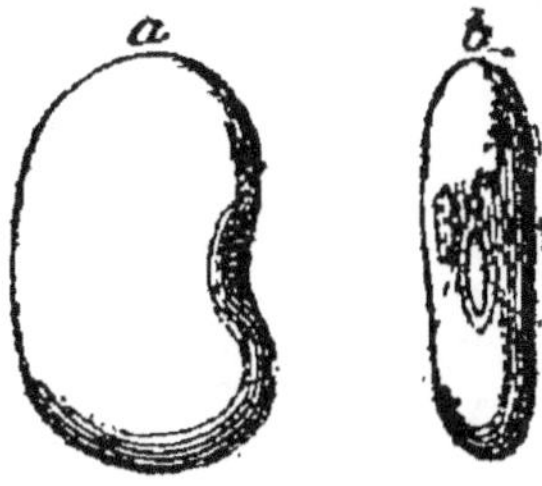

Figure II.

Graines de Soya hispida (Soja hispida) (Mœnch), Glycine soja (Siebold
et Zuccarini) provenant de culture hongroise. Grossies quatre fois environ.

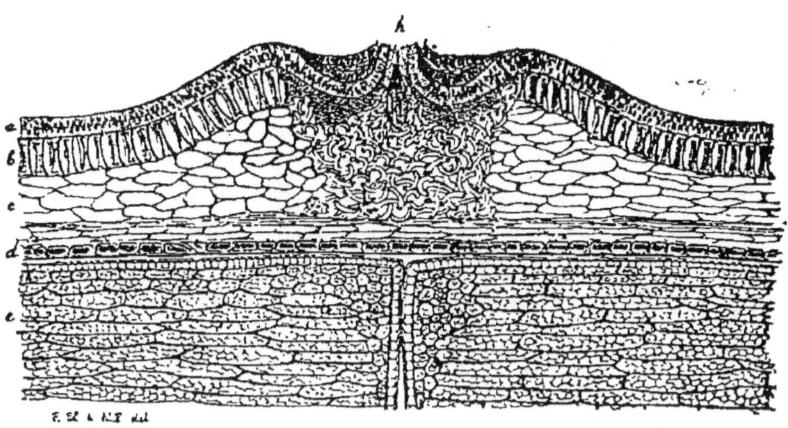

Légende de la figure III.

a 1er Tégument séminal.

b Cellules scléreuses et couche élastique.

c 2me Tégument séminal ; élément parenchymateux.

d Cellules cubiques déformées disposées sur une ou deux rangées et provenant de l'albumen embryonnaire.

e Cotylédons.

f Faisceau du raphé.

h Débris du funicule.

LE SOYA AU JAPON

Le célèbre voyageur naturaliste Kæmpher, l'un des premiers sinon le premier à fait connaître la plante qui nous occupe.

Kæmpher arrive en septembre 1689 à Batavia, qu'il quitta le mois de mai suivant, et s'embarqua en qualité de médecin de l'Ambassade que la Compagnie Hollandaise envoyait tous les ans au Japon.

Il obtint la permission d'aller à bord du vaisseau qui devait toucher à Siam, et enfin, le 25 septembre, il descendit à terre dans la petite île de Desima, près de Nankasaki. Par les services qu'il rendit aux Japonais, par sa complaisance, par sa libéralité, il s'insinua dans l'amitié et la familiarité des interprètes et des officiers, et les gagna si bien qu'ils ne refusèrent de répondre à aucune de ses questions et que, lorsqu'il se trouvait seul avec eux, ils lui révélaient même les choses sur lesquelles ils sont obligés de garder le secret.

Un jeune homme qu'on lui avait donné pour le service, et en même temps pour étudier sous lui la médecine et la chirurgie, ayant traité avec succès, sous sa direction, le principal officier de Desima, reçut la permission de ne plus quitter Kæmpher.

Celui-ci enseigna le Hollandais à son élève, qui par reconnaissance, lui apportait tous les livres qu'il pouvait souhaiter.

Ainsi malgré la jalousie et la défiance du gouvernement japonais, Kæmpher fut à même de satisfaire sa curiosité sur la plupart des points qu'il désirait connaître. Quand le directeur du commerce hollandais partit pour Yiédo, Kæmpher l'accompagna et eut ainsi l'occasion de voir l'intérieur de l'empire. L'année suivante il fit le même voyage avec un autre directeur.

Le cinquième livre de son principal ouvrage : Amœnitatum exoticarum politico-physico-medicarum, fasciculi quinque, Lemgovix, 1712, in-4°, figures, contient la description des plantes du Japon que l'auteur a rencontrées durant ses voyages dans ce pays.

Kæmpher cite et décrit le Sojo hispida, Daidsu. Nom scientifique et vulgaire, surnommé Mame, c'est-à-dire graine alimentaire par excellence. Haricot dressé, à gousses de lupin, à graine blanches du gros pois ; haut de quatre pieds et peu développé.

Il s'élève sur une tige rameuse inégalement ronde et velue ; ses feuilles sont celles du haricot des jardins, à poils plus rudes sur leur face inférieure. Il épanouit au mois d'août, a l'aisselle des feuilles, des fleurs réunie sur un pédoncule commun, d'un blanc-bleue, très petite, semblables à celle de la lentille, avec l'étendard et les pétales droits à peine étalés.

Le Miso, d'après Kæmpher.

« Pour obtenir le Miso, on prend une mesure de mame ou Haricots Daeds que l'on fait cuire très longtemps dans l'eau jusqu'à ramollissement complet et que l'on réduit en pulpe molle en les écrasant. On continue ce mode de broiement pour mélanger à la pulpe quatre mesures de sel en été nombre qui est réduit à trois en hiver, car le produit est de qualité d'autant plus irréprochable que la quantité de sel est moindre ; j'ajoute, toutefois, qu'il se conserve moins longtemps.

« On ajoute ensuite, et on mêle, une mesure (de volume égal à celui des Haricots) de Koos ou riz décortiqué ; un peu cuit à la vapeur d'eau douce ; puis on dépose, après refroidissement, dans un cellier chaud, pendant vingt-quatre ou quarante-huit heures, jusqu'à refroidissement. Cette mixture, de consistance de bouillie (de pulpe ou de cataplasme), est introduite dans un vase en bois qui a contenu de la bière appelée vulgairement Saki. Avant d'en faire usage on garde ce produit un ou deux mois.

« Le Koos donne à la pulpe une saveur douce, et sa fabrication demande, comme la polenta des Allemands, la main habile d'un maître. Aussi en est-il qui s'occupent uniquement de sa préparation ; puis on purifie le produit obtenu. »

Le Sooju (Shoyn).

« Pour fabriquer le Sooju on prend des Haricots Daeds cuits au même point et une quantité égale de Muggi ou froment et autant d'orge ou de seigle pulvérisé ; cette dernière semence donne un produit plus noir. En résumé, on emploie une mesure de chaque substance. On mêle les haricots avec le froment broyé ; on couvre d'un linge et on laisse reposer cette mixture pendant vingt-quatre heures pour la faire fermenter. On couvre alors du sel prescrit la masse introduite dans un pot d'argile, en délayant deux mesures d'eau commune avec la moitié de la dose ; ceci fait, le lendemain on agite la masse avec une spatule ; on recouvre et on continue d'agiter plusieurs jours de suite, une fois au moins, et de préférence deux ou trois fois.

Après trois mois de préparation on filtre la masse et l'on exprime le liquide que l'on conserve dans des vases en bois ; la limpidité et la qualité de cette liqueur sont en rapport avec son âge. » Amœnetatm exoticamus, fasciculus V, p. 839.)

Kæmpher cite ensuite deux variétés de Soya :

« Siuku. Vulgo, Kuro mame, c'est-à-dire Haricots noirs, espèce ou variété à graines noires du Haricot Daidsu. Siuku, variété naine, médicinale, à graines noirâtres, dont trois ou quatre réduites en poudre sont administrées en potion aux asthmatiques.

Rien n'est changé depuis deux cents ans dans les procédés de fabrication du Miso et du Shoyu et la consommation n'en a pas diminué. Ces produits sont encore au Japon d'absolue nécessité. Les renseignements que nous recevons de ceux de nos nationaux qui visitent ou habitent le Japon ne diffèrent pas sensiblement de ceux que recueillit Kæmpher. Mais le savant voyageur n'a rien dit du Soju, fromage fabriqué avec les graines du Soya ; nous avons à combler cette lacune. Il s'est particulièrement occupé de l'espèce qui sert à fabriquer le Miso et le Shoyu, et n'a cité que trois ou quatre variétés, tandis qu'il en existe probablement une trentaine. Il serait d'une extrême importance de se procurer et de cultiver comparativement toutes ces variétés de Soya.

Les unes sont hatives, les autres tardives. Ces dernières ne peuvent être utilement introduites. Les unes sont employées comme légume à l'alimentation directe de l'homme, comme les haricots, les fèves, les pois, les lentilles, etc.; les autres reçoivent des préparations plus ou moins compliquées, qui en font de véritables plantes industrielles. Le choix à faire de ces variétés est impraticable de loin. Il faut les recevoir toutes, les cultiver toutes, les déguster toutes, et ne rejeter qu'après expérience complète celles qui ne devront pas être conservées. Nous donnons la liste de celles dont nous possédons les noms.

1 Go-Gawatu no mame. .	Haricot du cinquièm mois.
2 Use mame........	Précoce.
3 Nukute mame.	De demi-saison.
3 (bis) Okute mame. . . .	Tardif.

4	Muru mame.	Rond.
5	Siro Teppo mame. . . .	Blanc en balle de pistolet.
6	Kuro mame.	Noire.
7	Kuro Teppo mame. . .	Noire en balle de pistolet.
8	Ko iri mame.	Petite pierre (ko ou go).
9	Avo mame.	Vert.
10	Kage mame.	A pointes.
11	Aku mame.	Rouge.
12	»	Autre espèce.
13	»	Autre espèce.
14	»	Autre espèce.
15	»	Thé (thu).
16	Tsya mame.	Même espèce.
17	»	Autre espèce.
18	»	Autre espèce.
19	Kuro Kuru-Kolle mame.	A selle noire.
20	Ku Kuru Kull mame. .	A selle rouge.
21	Fu in mame.	Panaché.
	»	Caille.
22	»	Même espèce.
23	»	Même espèce.

Cette nomenclature est extraite d'un ouvrage japonais intitulé : Explication, avec figures, des arbres et des plantes nou-
vellement déterminés.

24	Ki mame.	Mume jaune.
25	Konrinzu.	»
26	Ichia mame.	Mume thé.

Ces trois derniers noms sont extraits d'un ouvrage intitulé :
Le Japon à l'Exposition universelle de 1878. Ecrit en français
par un Japonais.

Extrait d'une lettre qui se rapporte à l'un des Mame de la
liste ci-dessus, et qui a été adressée par un orientaliste à la
Société d'horticulture de Paris :

Il s'agit du Nukuti-mame. Je traduis littéralement: « Le grain qui se trouve au milieu (de la cosse) est d'une couleur blanc jaunâtre. En général, sa forme et sa couleur sont semblables à celles du précédent mame. Il est cependant plus grand et plus délié que cette autre espèce, bien que, suivant que la graine vient de bonne heure ou tard la forme et la couleur diffèrent. Cependant ce n'est rien que ce qui est figuré ci-dessus. Ce mame est cultivé sur une grande échelle dans toutes les provinces. Il sert à faire du Miso; de là vient qu'on l'appelle aussi Miso mame.

Le Mume n° 9 de notre liste n'est pas sans mérite : Les Soja ordinaires nous écrit-on, du moins la variété blanc jaunâtre, la plus employée pour faire le Shoyu, le To-ju et le Miso, ne sont pas habituellement mangés en nature. Les To-ju noirs et verts sont quelquefois mangés comme nous mangeons les haricots secs. Une variété à gros grains verts se mange assez souvent au Japon après l'avoir grillée, moulue et mêlée avec du sucre. Les enfants aiment cette espèce de Racahout ou de Revalescière, et la mangent à pleines poignées. On ne fait à ma connaissance aucune pâte ni aucun gâteau avec les Soya.

Le Mame thé se mange aussi en nature. Il est probable que plusieurs autres variétés se mangent de même, mais nous l'ignorons. Ce que nous pouvons dire, c'est que tous les Mame peuvent servir à faire du Miso, du Sohyu et du To-ju. Notre obligeant correspondant le docteur H... a apporté un gros Mame blanc jaunâtre, le plus cultivé pour la fabrication du Miso, du Sohyu et du To-ju, mais malheureusement trop tardif pour notre pays, où l'été est trop court, et il a dû s'en tenir dans sa culture au petit Mame de Chine, à grains ronds jaunâtres. Ce dernier est beaucoup moins beau, mais mûrit parfaitement. C'est celui que l'on cultive à Etampes et à Marseille.

La culture des Mame au Japon est celle des haricots; mais ces plantes demandent à être beaucoup plus espacées et résistent mieux aux petites gelées d'automne.

Les Japonais ne font pas d'huile du Soya. Ils n'emploient que l'huile de sésame pour la cuisine, et l'huile de colza pour l'éclairage. Ils emploient d'autres huiles, extraites des fruits des différents arbres à des usages industriels.

Dans la partie nord du Japon, on donne la paille de Soya aux animaux. A Satsoumu, dans l'extrême sud, on donne aux chevaux jeunes des rations de graines de Daïzu, et l'on prétendait que c'est une nourriture bien meilleure, mais plus chère que l'orge nue. Les chevaux mangent très bien le Daïzu tant cru que cuit.

Voici ce que dit du Mame l'ouvrage intitulé : **Le Japon à l'Exposition universelle de 1878.**

Le Mame sert à de nombreux usages, car on peut non seulement le manger, cuit et réduit en farine, mais encore l'employer pour la fabrication du Sohyu, du Miso et du To-ju. Le Mame, son enveloppe, ses feuilles et sa tige servent à nourrir les chevaux. On s'en est également servi tout dernièrement à titre d'essai. pour nourrir les moutons, et les résultats obtenus ont prouvé que c'était la meilleure nourriture qu'on pouvait leur donner.

Le To-ju se fait avec deux espèces de Mame. Il peut, une fois pressé et durci, se conserver longtemps. Le Yuba est une pâte analogue faite avec les mêmes ingrédients (1). »

Le correspondant de la Société d'horticulture de Paris professe un parfait mépris pour le Miso. Il nous donne cependant, pour sa préparation, une recette que nous reproduisons parce qu'elle est très simple et ne prescrit pas, comme celle de Kæmpher, l'emploi de Koos, ou riz décortiqué mêlé au Daïzu. « Le Miso, dit-il, est une pâte plus ou moins fermentée faite avec des Daïzus (Soya). Cela s'emploie à faire une espèce de soupe qui est le déjeuner de presque tous les Japonais. C'est très mauvais, j'en ai mangé quelquefois en voyage, n'ayant pas autre chose sous la main,

(1) C'est le lait de Mame que l'on fait bouillir. P.

mais ce n'est nullement une acquisition désirable; quant à fabriquer du Miso, c'est très simple. On fait bouillir, ou plutôt cuire à la vapeur, les Daïzus, puis on les pile en y ajoutant un peu de sel. On tasse cette pâte dans un tonneau, et au bout de deux mois elle est à point.

« Le Miso a un goût d'aigre et de demi-gâté aussi peu engageant que possible. La seule difficulté qu'il y ait (en France) pour toutes les préparations du Daïzu, c'est de se procurer de l'eau non calcaire. Il faut recueillir de l'eau de pluie ou de l'eau distillée, tandis qu'au Japon, du moins dans la partie que j'habitais, l'eau des ruisseaux, des puits et des rivières ne contient pas trace de chaux. »

Nous avons indiqué plus haut, d'après Kæmpher, les procédés usités, de son temps, pour la fabrication du Sohyu, à l'usage de sa maison ; l'autre, parce qu'elle prescrit une préparation particulière du sel destiné à la fabrication du Sohyu, prescription que ne présentent pas les autres recettes.

Le Japon à l'Exposition 1878.

Le Sohyu, qui est un des condiments indispensables à la nourriture japonaise, se prépare de la manière suivante : on commence par séparer le froment décortiqué des grains qui sont mal mûris ou avariés et l'on enlève les petits cailloux ou autres corps étrangers qui s'y trouvent mêlés. Ce grain est ensuite grillé, puis moulu grossièrement et l'on y ajoute alors une certaine quantité de pois (Soju) bouillis et refroidis. Le tout, laissé dans une chambre chaude, se transforme en levure au bout de trois ou quatre jours, et l'on y ajoute du sel.

Ces trois matières entrent dans le mélange en proportions égales. D'après les anciens procédés, on mélangeait un bo d'orge, trois sho de froment et un bo de pois, ou bien encore un bo de pois, trois scho d'orge et sept scho de froment. Dans l'un et l'autre cas, le mélange était grillé et délayé avec deux to d'eau et un to de sel.

« Le meilleur sel est celui Dako, dans la province de Havimo
Le sel, pour être propre à la fabrication du Schoyu, est traité
de la manière suivante : on prend le meilleur sel possible et on
le met dans une boîte où on le laisse séjourner pendant cinq à
sept mois. Il se forme alors au fond de la boîte une sorte de
saumure que l'on laisse de côté ; on enlève ensuite la couche
supérieure du sel, que l'on fait bouillir dans une chaudière,
puis on transvase le liquide et on le laisse reposer. Quand
toutes les impuretés sont déposées au fond, on décante le liquide
et l'on y ajoute la levure décrite plus haut. Le tout est agité
deux ou trois fois par jour, depuis juin jusqu'en septembre.

« Après un certain laps de temps, le mélange devient pâteux ;
on continue pourtant à l'agiter, et, au bout de quinze, vingt et
même quelquefois trente mois, on obtient le Schoyu.

« Le mélange est versé dans des sacs en coton, puis pressé,
ce qui termine l'opération.

« Le Schoyu une fois filtré, est bouilli, puis refroidi ; on enlève
alors ce qui peut y rester de lie, puis on le conserve dans de
petits barils.

« Le résidu du pressurage du Schoyu de première qualité est
employé ainsi qu'il suit : on prend cinq bo de ce résidu, on y
ajoute un to d'eau, puis on l'agite, on le presse, on le fait
bouillir, on y ajoute deux to de sel, on le fait reposer et on le
décante. Ce nouveau mélange est alors ajouté en plus ou moins
grande quantité aux différentes qualités du Schoyu. »

*Recette pratiquée en France par le correspondant
de la Société d'Horticulture de Paris.*

« Je fabrique, nous dit-il, d'assez bon Schoyu en remplaçant,
au besoin, comme on le fait souvent au Japon, les Daïzus par
des pois. Les Japonais leur substituent même souvent des
fèves, mais elles donnent un produit inférieur.

« Voici la recette de la sauce telle que je l'ai apprise au

Japon : on prend en volume deux parties d'orge nue ou de blé et trois parties de Daïzu. On fait macérer pendant un jour et une nuit dans de l'eau non calcaire, puis on fait cuire à la vapeur jusqu'à cuisson complète. Il ne faut pas que les grains se défassent, mais qu'ils soient tendres. On mélange les deux grains, puis on les étend en couches de 2 à 3 centimètres d'épaisseur dans des caisses qu'on tient dans un endroit un peu chaud, ni trop sec ni trop humide. Les grains moisissent en douze ou quinze jours, suivant la saison. Le meilleur temps est le printemps ou l'automne. Il faut que la moisissure soit d'un bleu verdâtre, épaisse et ressemblant à du velours. Les grandes moisissures blanches ou noires ne valent rien, et il faut les enlever dès qu'on s'aperçoit de leur apparition. Quand les grains sont complètement couverts de moisissures et forment une seule masse, on les expose au soleil. Quand ils sont secs, on les frotte entre les mains, puis on les vanne pour les débarrasser de la poussière produite par les débris des moisissures. A ce moment, on prend, toujours en volume, deux parties de sel pour trois parties de grains moisis; on les met dans des tonneaux ou des vases de terre avec une quantité d'eau pour recouvrir le tout de trois ou quatre doigts de liquide. On n'a plus qu'à remuer de temps en temps le mélange et attendre de trois à six mois, après lesquels on n'a plus qu'à écouler la sauce en la passant à travers un tamis. Elle peut se conserver en tonneaux ou en bouteilles pendant plusieurs années et, à mon goût, remplace assez bien, dans les apprêts, le bouillon ou le jus de viande rôtie. »

« J'ignore, ajoute le correspondant, qu'elle est l'exportation du Schoyu et je ne sais aucun chiffre relatif à la consommation intérieure ; mais c'est le fond de la cuisine japonaise, cela y remplace le beurre, l'huile, la graisse et le jus de viande. Tout, légumes, poissons, pâtes, est accommodé ordinairement avec le Sohyu. Il n'y a pas de village, si petit qu'il soit, qui n'en ait des fabricants; il s'en fait, en outre, beaucoup dans les maisons particulières.

« Pendant mon séjour au Japon, le prix du Sohyu variait, suivant sa qualité, de 8 à 12 sen, 40 à 60 le mas, c'est-à-dire 1 citr. 80.

« Ne prenez, je vous prie, mes renseignements que comme relatifs à la partie du Japon comprise entre To-Kio (Yedo) et l'extrémité sud-ouest de la grande île, que les Européens s'obstinent à appeler Nippon. C'est dans cette partie, et surtout dans les divisions appelées Sun yu du et Sun yu do, que j'ai pu voir les choses par moi-même. Quand, par hasard, je vous parle du nord et de l'extrème-sud, c'est d'après des renseignements et non pas de visu. »

Fromage de Daizu (To-ju).

On fait tremper les Daïzus pendant 24 heures dans de l'eau dépourvue de calcaire. Nous n'avons guère que l'eau de pluie ou l'eau distillée qui puisse convenir. Au Japon, l'eau des rivières ne contient pas trace de chaux. Les grains ramollis sont broyés dans un petit moulin à main, en pierre dure, ressemblant beaucoup, en plus petit, au moulin de nos Arabes d'Algérie. On obtient ainsi une pâte grossière, qu'on délaye dans de l'eau non calcaire à laquelle elle donne une apparence laiteuse. Ce mélange est passé à travers un linge qui retient les parties insolubles. Le résidu est utilisé pour la nourriture des animaux domestiques qui tous, depuis le bœuf jusqu'au lapin, en sont très avides.

Le liquide albumineux et contenant la plus grande partie du corps gras émulsionné est mis sur le feu. Quand il est un peu plus qu'attiédi on y ajoute, pour déterminer la coagulation, quelques cuillerées de l'eau mère qui s'écoule des tas de sel marin. Cette eau mère agit probablement par les chlorures calcaires et magnésiens qu'elle renferme et qui la rendent fort amère. Ce qu'il y a de certain, c'est qu'elle détermine la séparation du caillé, comme la présure le fait pour le lait.

Elle a aussi les mêmes inconvénients ; si l'on en ajoute trop, le caillé devient dur et sec. Il s'égoutte dans des moules où il prend sa forme voulue, puis on le place dans le bassin d'eau courante dont chaque maison japonaise est pourvue. Le To-ju se mange habituellement frais, très fréquemment cuit avec le Sohyu et du poisson sec, quelquefois frit, plus souvent grillé. Quelquefois enfin, pendant l'hiver, on le fait geler, puis sécher, ce qui lui donne une consistance spongieuse. En cet état, il se conserve très longtemps et s'apprête de différentes manières. A l'état frais, le fromage végétal a une consistance très délicate, mais conserve un certain goût de haricot cru qui n'est pas agréable.

Le Soya en Chine.

Nous retrouvons en Chine les plantes alimentaires et les usages culinaires du Japon.

Le Soya y occupe donc une place considérable ; son nom générique est Yeou-Teou.

Il ne nous a pas été possible de nous procurer une nomenclature des variétés, encore moins des espèces hâtives. Il est probable qu'elles ne sont pas moins nombreuses qu'au Japon où il en est compté une trentaine.

Toutes les légumineuses à gousses ou à grappes et les notes de M. Guillemin, de M. Perny, de M. de Montigny ne pouvaient pas nous fournir les éléments d'une nomenclature satisfaisante, et nous ne pouvons présenter avec certitude qu'un petit nombre d'Yeou-Teou.

Houang teou.	Soya jaune.	Pe-teou.	Soya noir.
Huang la teou.	Grand Soya jaune.	Ho-teou.	Soya gris.
He-Teou.	Soya blanc.	Teing nou teou.	Soya taché.

Cependant à l'Exposition universelle de Vienne, en 1873, figuraient 13 variétés : 5 jaunes, 3 noires, 3 vertes, 2 brunes. Nous n'en connaissons pas les noms chinois.

On cultive le Soya comme le haricot.

La grande culture n'existe pas pour ainsi dire en Chine. Le morcellement de la terre est tel qu'on ne rencontre guère de champs dont l'étendue excède un hectare. C'est donc la culture jardinière qui est universellement appliquée au Soya. On trouvera dans l'introduction quelques indications sur cette culture, fournies par M. Guierry. Nos recherches ne nous ont rien appris de plus.

Toutes les variétés du Soya servent à l'alimentation directe de l'homme comme les autres légumineuses comestibles. Nous excepterions seulement la noire, qui est peu en usage pour la table, si nous ne savions qu'en temps de famine il suffit par jour d'une poignée de ces graines pour soutenir la vie d'un malheureux affamé. Leur composition chimique en fait foi.

Les Yeou-Teou se mangent accommodés avec de la graisse ou de la chair de porc, ou simplement grillés.

Le Soya noir est la nourriture principale des animaux dans toute la Chine septentrionale et dans toute la Mandchourie. Les chevaux, les mulets, qui sont très nombreux, le reçoivent entier ou concassé, en mélange avec de la paille de millet hachée et un peu d'eau, on n'en voit jamais de maigres ni de malades. C'est la plus précieuse et la plus fortifiante provende.

On en donne aussi aux moutons. Un Soya vert a quelquefois le même emploi.

Dans les provinces du Sud, le bétail ne reçoit pas de graines de Soya, mais on le nourrit avec les tourteaux produits par l'extraction de l'huile et dont une partie est également employée comme engrais. Le commerce de ces tourteaux est très considérable. Ils forment dans plusieurs ports le chargement de jonques nombreuses et donnent la mesure de la place que la plante occupe dans les cultures. Le Pe-teou ou Soya blanc est employé plus particulièrement à la fabrication de l'huile. Le rendement de cette variété est remarquable, on l'estime à 40 hectolitres par hectare.

Nous ferons ici une observation que nous répéterons peut-être, c'est que tous les Yeou-Teou sont propres à tous les usages. Assurément les Chinois n'ont pas sans motifs choisi telles variétés peur la table, telles autres pour nourrir le bétail, d'autres encore pour les emplois industriels, extraction de l'huile, fabrication du Teou-fou, du Tsiang-yeou, du ferment des spiritueux et des vins factices, du Teou-che, etc.; mais nous sommes fondés à croire que la composition chimique de tous les Soya est à peu près identique et qu'ils peuvent être utilisés de toutes façons.

Il est sans doute regrettable que l'espèce noire tardive exige plus de chaleur que ne lui en offre notre climat, mais cette considération ne doit pas arrêter nos agriculteurs. A défaut de Soya ils cultiveront les variétés jaune et brune et leur bétail s'en trouvera bien.

Huile de Soya.

Cette huile est l'aliment d'un énorme trafic. Elle est au premier rang parmi les quinze ou vingt sortes d'huiles que possèdent les Chinois. Les Européens lui reprochent un arrière goût de haricot cru qui ne leur est pas agréable. Ce point excepté, elle est d'excellente qualité. La Société d'acclimatation en a reçu plusieurs fois.

On a lu dans l'introduction que M. Frémy avait analysé les graines de Soya et y avait trouvé 18 pour 100 d'huile.

Trois échantillons analysés par le chimiste allemand Senff ont présenté une moyenne de 18,71 pour 100 de matières grasses.

Les analyses de M. Pellet, qui ont porté sur trois échantillons de Soya jaune, originaires de Chine, de Hongrie et d'Etampes.

M. Frémy estime que, par la quantité de l'huile qu'il produit, le Soya peut offrir à la consommation un aliment nouveau, et aux arts industriels un produit utile.

Le fromage de Soya, Teou-Fou.

Les Tartares seuls, épars dans tout l'empire, ont conservé l'usage du lait. Les Chinois n'en consomment pas. Le Soya leur en tient lieu. Sa graine est du lait solide, aucune légumineuse ne contient autant de caséine (légumine); aucune, à beaucoup près, n'est aussi riche en matière grasse. Il suffit d'écraser la graine de Soya, de l'étendre d'eau et de passer le liquide au tamis pour avoir du lait, du vrai lait utilisable, comme le lait de vache, de chèvre et de brebis.

Nous disons dans le chapitre intitulé : Le Soya en France, à quels essais nous nous sommes personnellement livré et ce qui a été tenté à même fin par la Société d'horticulture de Marseille. Nous n'avons à mentionner ici que l'immense consommation du lait de Soya en nature ou sous forme de fromage. A l'égard de la fabrication du fromage et des services que ce produit rend au peuple chinois, nous rappellons que l'introduction contient un rapport de M. le baron de Montgaudry et une note de M. Champion, qui ne nous laissent rien à dire. Nous nous bornerons à reproduire un passage d'un rapport fait à la Société d'horticulture de Marseille sur deux sortes de fromages chinois et sur leur fabrication. Nous supprimons la recette de préparation du caillé qui exigerait des rectifications. « Au bout de ce laps de temps on trouve une masse solide que l'on coupe en petits morceaux. Ceux-ci sont placés dans une jarre ou dans un local dans lequel on jette du sel. On arrose ensuite le tout avec du San-cho (eau-de-vie de riz) et on referme hermétiquement la jarre ou le bocal. Il faut alors laisser reposer cette composition pendant trois semaines au moins. Le fromage est fait. L'eau-de-vie peut-être remplacée par toute autre substance équivalente.

Nous avons deux terrines en grès recouvertes d'un émail brunâtre, contenant l'une le fromage blanc l'autre le rouge.

Fromage blanc. — Cet aliment se présente sous la forme de petits morceaux coupés inégalement et d'une épaisseur de 3 centimètres sur 2 centimètres. L'on voit sur la croûte une espèce de moisissure blanche. A l'intérieur ce fromage est gras, d'une couleur gris jaunâtre, la pâte est grossière, quoique assez bien fondue ; observons que cette terrine avait été ouverte avant la réception ; quelques-uns comparent le goût de ce fromage à ceux de Mareilles un peu avancés.

Nous avons fait goûter ce fromage à un grand nombre de personnes, sans leur dire la provenance ; le plus grand nombre l'a trouvé bon et n'hésite pas à penser qu'il serait accepté par le public.

Fromage rouge. — Cette terrine était parfaitement close ; en l'ouvrant, il s'en exhale une odeur spéciale ayant quelques similitude avec celle de la fraise à l'eau-de-vie. Chaque morceau à 4 centimètres dans un sens et 2 centimètres dans l'autre. Il est recouvert d'une teinture rouge, légèrement carminée.

En ouvrant les morceaux de fromage on les trouve colorés en rouge dans l'épaisseur de 1 millimètre, le centre est de couleur jaune, la pâte est très fine et tout à fait dissemblable de celle du fromage blanc. Quant au goût, il est différent, plus salé et sans similaires connus.

Les avis sont partagés sur la préférence qu'on doit leur accorder ; quelques uns préfèrent le blanc au rouge qui a, au premier abord, un goût d'eau-de-vie. En fait, les deux fromages sont de qualité et de goût qui ne peuvent se comparer. Il résulte des expériences faites par plus de cent personnes de tout âge et de toute condition que ces fromages prendront droit de cité en France lorsqu'on pourra les faire sur les lieux. »

Le Soya en Cochinchine.

La plante est cultivée en Cochinchine. Qu'elle est l'importance de cette culture ? Quelles sont les variétés préférées ?

Les graines du Soya ont-elles dans le pays quelque autre emploi que celui qu'on en fait au Japon, en Chine, etc.? Nous l'ignorons ; mais nous rencontrons dans le Bulletin que publie le Comité agricole et industriel de notre colonie un article des plus intéressants, et, fidèle à notre plan, qui consiste à mettre tous les yeux du lecteur toutes les pièces relatives à la question qui nous occupe, nous reproduisons ci-dessous ce qui dans cet article se rapporte au Soya.

Pois noirs (Glycine Soya).

Extrait du Bulletin du Comité agricole et industriel de la Cochinchine, 2ᵉ série, tome 1ᵉʳ, page 256.

Nous avons rapporté de Mandchourie, en même temps que le Sorgho, 3.000 kilos de pois noirs qui servent généralement à la nourriture des animaux dans le nord de la Chine, mais ne peuvent être donnés que comme supplément de ration ; l'huile essentielle qu'ils contiennent servirait de stimulant aux organes digestifs ; l'action réparatrice de ces grains serait souveraine sur les animaux amaigris à la suite de pénibles travaux, de longues marches. Nous avons donné, du 25 novembre au 7 avril, 250 grammes de ces pois par jour, à chaque animal, et nous devons déclarer que si par moment les animaux les recherchaient avec avidité, il arrivait souvent au contraire, qu'ils les laissaient au fond de la mangeoire, malgré la précaution qu'on prenait de mélanger aussi exactement que possible avec le Sorgho et le Paddy (1). Nous n'avons pas constaté non plus qu'ils provoquaient chez les animaux fatigués cette espèce de résurrection aux forces épuisées que leur attribuent les Chinois et les Mandchoux.

En outre, ces grains sont très amers lorsqu'on les administre secs ; il faut donc leur faire subir un commencement de cuisson pour les débarrasser du principe amer que renferment

(1) Riz non décortiqué.

Le .illieux.

l'épisperme. Il en résulte de grandes difficultés pour l'administration de la ration, difficultés qui ne nous semblent pas compensées par les vertus problématiques qu'on nous avait vantées. Nous croyons donc qu'il y a pas lieu de renouveler l'essai (1).

Néanmoins comme cette plante peut être utilisée pour la nourriture de l'homme et pour l'industrie, nous en avons soumis un échantillon au Comité agricole et industriel de Cochinchine, qui a chargé M. Pierre, directeur du jardin botanique de la ferme des Mares, de l'examiner et de donner son appréciation sur cette légumineuse.

Voici le résultat des observations de M. Pierre :

« J'ai semé les graines apportées de Chine par M. Corroy. J'ai sous les yeux, en ce moment, plusieurs plantes venant de ce semis, les unes en fleurs, les autres en fruits ; les graines appartiennent au Glycine soju (Siebold et Zucarini), et j'établis à dessein, m'aidant de Betham, la synonymie, pour montrer les formes diverses qu'affecte cette espèce suivant les climats où elle est cultivée.

« Il existe une différence sensible entre la variété de graine noire et celle de graine blanche, mais quand on compare la plante provenant des graines de M. Corroy et de la variété cultivée en Cochinchine, dans l'Inde et à Java, on comprend que Miquel ait pu en faire une espèce distincte sous le nom de Soju angustifolia.

« En effet, le caractère hispide de l'espèce est à peine accentué dans les plantes provenant de mon semis, les folioles sont ovales et dans la majorité des cas on en trouve à peine quelques-unes ayant la forme acuminée. Les fleurs sont bleues et non rougeâtres, comme Buker les décrit ; elles sont exactement celles de la description de Loureiro. Les fruits sont moins longs que dans l'espèce cultivée près de Saïgon, plus larges, plus aplatis et un peu fusiformes.

(1) Les conclusions de M. Corroy ne nous semblent nullement fondées. P.

« Tous ces caractères ont été, suivant les variétés, décrits par plusieurs auteurs. On peut admettre jusqu'ici les races suivantes :

A. Race à fleurs blanches.
B. » » bleues.
C. » » pourpres.
D. » à folioles ovales lancéolées, très hispide.
E. » » arrondies, à peine hispide.
F. » à fruits ronds, allongés et à plusieurs graines (5 et 6).
G. » » aplatis à une ou deux graines.
H. » » à graines noires.
I. » » » blanches.

« Ces différences dans une plante, une des plus anciennement cultivées par l'homme et dans une famille où les espèces cultivées ont les formes les plus variables, ne doivent pas étonner ; elles sont beaucoup plus considérable dans le Vignia Catiany, par exemple, par le caractère de tiges droites ou celui de tiges grimpantes, et par la forme multiple des fruits et des graines.

« Le Glycine soju est cultivé en Chine, au Japon, dans l'Inde, depuis l'Himalaya jusqu'à Ceylan, dans la presqu'île de Malacca, au Tonkin, en basse Cochinchine et à Siam. On le rencontre également à l'état de culture aux Philippines, à Bornéo, à Java, etc. Les graines, bouillies légèrement ou torréfiées, sont consommées par l'homme, comme celles des Vigna, des Dolichos et des Mascolus. Mais elles servent seulement à la confection d'une saumure très usitée au Japon, en Chine et Cochinchine, qui se mêle à tous les mets pour en relever le goût. On en fait aussi une bouillie insipide, considérée néanmoins après avoir reçu quelques condiments, comme un plat très agréable

« Les graines du Soju servent aussi comme les fèves, les haricots, les dolies, les pois, les embrevades, les lentilles, le grahm ou pois chiche, et, à la nourriture des bêtes de trait et des bêtes à cornes. Son fourrage vert ou sec est aussi très recherché des animaux.

Cette plante peut être cultivée en basse Cochinchine avec avantage de mai à octobre, et entre dans nombre d'assolements; elle prépare bien le sol pour la culture du tabac, de l'indigo et du coton, mais il convient quelle profite d'abord de fumures ou que sa culture précède celle des plantes. »

Loureiro, dans ses Plantes de Cochinchine, p 441, considère le Cadelium de Rumph, Dais nunh, Hoam teu, comme n'étant autre que le Dolichos Soia. Il convient, dit-il, de noter ici que cette plante de l'herbier d'Amboine est citée par Linné comme étant le Phuseolus maximus, tandis que sa description, sa figure et ses usages appartiennent absolument au Dolichos soia; la couleur de la fleur, qui varie selon les lieux, étant de moindre importance, les graines bouillies eu légèrement borréfiées sont agréables au goût ou à l'estomac. On en tire cette célèbre sausaumure du Japon, nommée Soya, dont les Chinois et les Cochinchinois font un fréquent usage pour relever la saveur des mets et exciter l'appétit.

On en fait encore une pâte blanche, semblable à du lait coagulé, nommée par les Chinois Teu hu ou Tan hu, qui est pour eux un aliment plus habituel qu'aucun autre et qui, bien qu'insipide par lui-même, devient par l'addition de condiments appropriés un met agréable et sain.

Le Soya en France.

Buffon fut chargé de la direction du Jardin des Plantes en 1739, et, peu de temps après, les missionnaires de la Chine lui adressèrent les spécimens les plus intéressants de la végétation de ce pays. Le Soya avait nécessairement sa place dans leurs envois, et, sans pouvoir en faire la preuve, dit M. Pailleux, nous n'avons pas de doute à ce sujet.

Quoi qu'il en soit, on retrouve au Muséum le sachet qui a contenu, en 1779, des graines de Soya. Il porte les dates de récolte de 1834, 36, 37, 38, 39, 40, 41, 43, 44, 46, 47, 49, 50 à 55 inclusivement ; de 1857, 58, 59 ; de 1862, 65, 66, 67 ; de 1870, 71 ; de 1873, 74, 77.

En fait, le Soya a été cultivé au Muséum depuis 1740 très probablement, en 1779 certainement, et plus tard de 1834 à 1880 sans interruption. La plante a toujours végété et fructifié à souhait, cultivée comme les Shasedus sans soins particuliers.

Elle a prouvé sa rusticité et le peu d'influence qu'ont sur elle les accidents atmosphériques.

Depuis 1855, les abondantes distributions de graines, sans cesse renouvelées par la Société d'Acclimatation, ont permis d'essayer en France, sur tous les points, la culture du Soya ; mais il est difficile, sinon impossible, de se procurer des renseignements sur les essais faits antérieurement.

M. Blavet, président de la Société d'Horticulture d'Etampes, a cependant retrouvé un document intéressant dans une brochure intitulée : *Séance publique de la Société d'Agriculture de l'arrondissement d'Etampes*, année 1832, p. 84.

Un chapitre porte ce titre : « Compte rendu par M. C. Brun des Beaumes, membre de la Société d'Agriculture, de quelques essais de culture faits par lui en 1821, sur diverses espèces de céréales, dans sa propriété de Champ-Rond, près Etampes. »

Une note finale dit : « La chaleur de l'été 1821 a été si favorable aux plantes exotiques, que, cette année, j'ai vu fructifier abondamment, à Champ-Rond, près Etampes, dans mes cultures en pleine terre, le Dolichos de la Chine, le Dolichos Soya, le Dolichos Laolab. La Niouelle (?) du Sénégal y a montré pour la première fois ses longs épis, etc. »

Le devoir qui s'impose au Muséum, comme établissement d'intérêt public, de remettre des graines, en pur don ou par échange, aux personnes qui en font la demande, ne permet pas de douter que d'autres essais aient été faits sur divers points ; mais nous n'en retrouvons aucune trace.

A partir de 1855, nu grand nombre de participants reçoivent

les graines de la Société d'Acclimatation et les expérimentent.
La plupart ne rendent aucun compte de leurs essais ; d'autres
s'acquittent de cette dette, et, parmi eux, nous citerons
MM. Vilmorin, Delisse, Lachaume, etc. ; mais leurs cultures
ne sont pas progressives, et le Soya ne prend pas encore pied
en France.

En 1868, M. Chauvin, vice-président de la Société d'Horticulture de la Côte-d'Or, cultive plusieurs variétés de Soya et
persévère jusqu'aujourd'hui.

En 1874, la Société d'Horticulture d'Etampes reçoit des graines de la Société d'Acclimatation, et les expérimente en culture
jardinière jusqu'en 1880. On trouvera dans l'*Introduction* les
rapports des chepteliers d'Etampes. Leurs cultures sont diri-
gées avec un zèle extrême par M. Blavet, président de la
Société d'Horticulture de l'arrondissement.

A la même époque, M. le docteur H... apporte du Japon les
meilleures variétés du Soya et les cultive. Il échoue dans cette
tentative qui porte sur des sortes trop tardives. Il se borne
alors à cultiver le Soya jaune de Chine. Il n'éprouve plus de
difficultés et fabrique lui-même du Shoyu pour l'usage de sa
maison.

En 1878, M. Pailleux reçoit des graines de deux sortes de
Soya : l'une, du Japon, à fleurs blanches, à graines d'un jaune
très pâle et verdâtre ; l'autre, de Chine, jaune, faisant partie de
la série chinoise de Houang-téou, et qu'il assimile aux graines
reçues de M. de Montigny et autres donateurs, et à celles qui
ont été cultivées au Muséum, à Etampes, à Marseille, un peu
partout.

Les graines du Japon nous donnent de belles touffes, mais
les plantes ne mûrissent pas leurs fruits. L'espèce chinoise
réussit chez nous comme ailleurs.

En 1879, Marseille reçoit directement de Chine des graines
de Houang-téou, sème, cultive et récolte sans accidents.

En 1880, MM. Vilmorin, Andrieux et Cᵉ introduisent dans

leur catalogue une espèce cultivée en Autriche-Hongrie, et rendent ainsi très facile la propagation du Soya.

M. P. Olivier-Lecq, de Templeuve, reçoit de M. Jules Robert, président de la Société des fabricants de sucre d'Autriche, à Séclowitz (Moravie), un lot de foin vert, composé de maïs, de millet, et surtout de Soya, conservé dans une ancienne glacière en un tas de 120.000 kilogr. Il fait don à l'école de Grignon de l'échantillon qu'il avait présenté au concours de Melun, et qui avait attiré au plus haut point l'attention des agronomes.

Il reçoit aussi de M. Robert 100 kilogr. de graines de Soya qu'il distribue à dix comices agricoles et à de nombreux cultivateurs.

Il fait dans son laboratoire de chimie agricole l'analyse des graines de Soya, et cette analyse concorde absolument avec celles que nous possédons déjà.

Enfin, il fait à la Société des agriculteurs du Nord un rapport intéressant dont il puise les éléments dans le livre du professeur Haberlandt.

M. Boursier, à Chevrières (Oise), expérimente pour la seconde fois la culture du Soya, et dès le 1er septembre peut présenter des touffes magnifiques, chargées de gousses dont la maturation est assurée.

De tout ce qui précède, on doit tirer cette conséquence, que le Soya jaune hâtif peut être utilement cultivé en France depuis Paris jusqu'à Marseille, et que le succès est certain partout où le maïs mûrit ses graines, partout où la vigne mûrit ses grappes. Il ne peut y avoir de doute que sur les résultats des cultures qui seront tentées au nord de Paris, mais nous inclinons à croire qu'ils seront favorables.

Cependant, on peut dire qu'au moment où nous écrivons le Soya est inconnu.

Le Muséum, enfermé dans sa mission scientifique, classe et cultive les plantes de ses collections sans en faire connaître les propriétés.

Le gouvernement, qui n'est nullement tenu d'expérimenter les plantes utiles, mais qui doit, en temps opportun, venir en aide à l'initiative privée, semble ignorer ce qui se passe chez nos voisins et le concours que, dans une sage mesure, leur apporte leur ministère de l'agriculture.

M. Frémy a constaté ce que le Soya contient d'huile; MM. Champion et Lhôte ont donné une analyse incomplète; mais les livres classiques de la chimie agricole, les ouvrages de nos professeurs, qui font connaître la composition chimique des graines de nos légumineuses usuelles, omettent celle du Soya.

Si les chimistes avaient connu la plante et constaté sa richesse dans des analyses qui auraient fait foi pour tout le monde, nous serions plus avancés.

Mais ces analyses n'auraient pas suffi. Alors même qu'elles seraient comprises par les villageois; alors même qu'on leur prouverait qu'une poignée de graines de Soya les nourrit autant et répare aussi bien leurs forces que deux poignées de pois, de fèves, de haricots, etc., ils préféreraient pendant longtemps la quantité à la qualité.

Ce point de départ n'a pas été heureux. Le Soya a été présenté simplement comme un légume nouveau. Mais il est d'une cuisson un peu plus difficile que celle des autres légumineuses. Sa saveur est bonne, sans supériorité. Frais, on l'écosse avec plus de peine; sec, il exige une immersion de vingt-quatre heures dans une eau non calcaire. Dans l'ignorance où l'on était de ses propriétés nutritives, on n'a pas eu de motif déterminant pour le cultiver. On s'en est tenu aux anciens légumes.

Les Austro-Hongrois ont été plus avisés; ayant acquis la preuve, incontestable d'ailleurs, de la valeur du Soya pour l'alimentation du bétail, ils n'ont pas eu d'autre objectif. Ils semblent, tout au moins, avoir considéré comme secondaire l'usage du Soya pour la nourriture de l'homme. Il s'ensuit qu'aussitôt qu'ils ont eu assez de semence ils ont cultivé des hectares, tandis que nous ne cultivions encore que des plantes de potager.

Les graines seront bientôt à bon marché dans toute l'Allemagne du Sud ; le petit cultivateur en trouvera partout autour de lui, à bas prix. Il en mangera, se sentira fortifié, en sèmera à son tour.

Préparation du Soya pour la table.

On fait l'éloge des graines fraîches, écossées encore **vertes**, comme le haricot flageolet. Nous ne les avons pas mangées en cet état, mais il est prouvé que la cuisson n'en est pas plus aisée que celle des graines sèches. D'ailleurs, aucune cuisinière ne consentirait à les écosser ; ce serait un trop long travail.

M. Pailleux a fait préparer les graines sèches comme le haricot blanc ordinaire : quels que fussent le soin et le temps apportés à leur cuisson, elles sont restées non pas dures, mais plus fermes que le haricot.

Leur saveur est douce et très agréable. Elles ne présentent pas les mêmes inconvénients que le haricot. Elles sont excellentes en salade, en purée pour le potage, etc.

Il convient de faire tremper le Soya pendant vingt-quatre heures dans de l'eau distillée, c'est-à-dire de l'eau de pluie ou de condensation de machine à vapeur. On supplée à l'eau distillée en jetant le soir dans l'eau 3 grammes par litre, au maximum, de cristaux de soude. L'eau blanchit si elle est calcaire, et l'on se débarrasse du précipité en décantant le lendemain.

Selon M. Blavet, le mode de cuisson est celui-ci :

Jeter les graines dans l'eau bouillante, les y laisser pendant deux ou trois minutes, les retirer, puis les faire cuire dans une autre eau.

M. Henri Attems assure qu'il ne paraît sur sa table que du Soya tendre ; qu'il s'en rapporte à cet égard à sa cuisinière.

M. Pailleux a fait cuire de la même façon la variété d'Etampes et la variété mise en vente par MM. Vilmorin, et il n'a reconnu aucune différence.

On incline à croire que le tourteau de Soya, après extraction de l'huile, pourra être réduit en farine et servir à la nourriture de l'homme. Il contiendrait de 40 à 45 pour 100 de matières azotées et ne contracterait pendant la fabrication aucun mauvais goût. Il servirait à faire des soupes très riches en éléments nutritifs et d'une cuisson plus facile que celle des graines entières.

Lettre de Maurice Dupuy, chimiste à Vienne.

M. Maurice Dupuy, de Vienne, dans une lettre récente (juin 1888) adressée à M. Lecerf terminé : « J'ajouterai que diabétique moi-même j'ai fait avec du Soya des expériences dont je suis très satisfait. Vous pourrez en le torréfiant plus ou moins obtenir un chocolat ou un café bien tolérable pour les diabétiques et ne contenant qu'une quantité insignifiante de sucre. »

Valeur alimentaire du Soya hispida

En raison de la tolérance difficile du pain de gluten, on s'inquiète de trouver pour les diabétiques un autre aliment exempt de sucre et de matières amylacées, dit M. Lecerf, dans une communication faite tout récemment (1er juin 1888) à la Société de médecine pratique, et il serait intéressant, continue-t-il, de faire des essais sur l'emploi d'une légumineuse très usitée en Chine, au Japon et au Malaisée.

C'est cet opuscule qui nous fournit les documents suivants les plus récents publiés sur cette question et que nous reproduisons presque in-extenso.

En 1855, M. de Montigny, frappé de l'utilité alimentaire considérable du Soya, en importait des graines en France, et les remettait à la soxiété d'acclimatation, espérant que nos agriculteurs tireraient parti de cette légumineuse, qui fait la base de l'alimentation des classes pauvres de la Chine et du Japon. Dans ces pays le Soya équivaut, comme consommation à la pomme de terre dans nos campagnes ; nous verrons, tout à l'heure, que la graine de cette papillonacée est bien plus riche en éléments nutritifs que la solaneus tuberosum.

Depuis cette tentative, bien des essais de culture ont été faits, sur divers points de notre territoire, notamment dans le jardin d'essai de l'Institut industriel de Lille où nous avons eu l'occasion d'en récolter nous-même en 1884 ; ont prouvé que l'acclimatation de cette plante, en France, était possible ainsi que permettait de l'espérer l'analogie climatérique de nos régions avec les provinces chinoises et japonaises où le Soya est cultivé en grand. Malheureusement ces essais ont eu pour but plutôt la nourriture des animaux que l'introduction de cette graine dans l'alimentation de l'homme.

Cependant, il y a huit ans déjà, le comte Attems, qui s'est occupé de la culture du Soya en Autriche, écrivait : « On se trompe quand on pense que le Soya n'est qu'une pâture avantageuse, ou lorsqu'on croit qu'il ne constitue qu'un met délicat pour la table des riches. Le Soya a été découvert aussi pour la classe nombreuse des consommateurs moins aisés, pour les paysans et les ouvriers ; et, quoiqu'il soit une plante de l'ancienne Asie, les générations futures en feront le plus grand cas et l'appelleront sans doute, par reconnaissance, Haricot de Heberlandt. » Le professeur de Haberlandt, qui expérimenta la culture du Soya à la suite de l'Exposition de 1873, publiait ses résultats en 1878, et devenait en Autriche le vulgarisateur de la culture et des usages du Soya. Voici l'opinion de cet auteur sur la valeur nutritive de ce haricot:

« Je pense que les graines du Soya sont un aliment trop concentré pour être préparé seul et que, par conséquent, il vaut mieux le mélanger avec d'autres aliments contenant surtout de la fécule..... Il peut fournir aux armées des vivres de peu de volume, et entrer à bon droit, comme le meilleur équivalent, dans les saucissons de pois. »

Le nom de Dolichos Soya fut donné par Linné à cet haricot chinois, que, plus tard, Mœnch nomma Soya hispida. Au Japon on l'appelle Daïzu et on le surnomme Mame, c'est-à-dire graine alimentaire par excellence. En Chine, il est connu sous le nom Yéou-téou ; sa culture y est moins importante qu'au Japon, bien qu'il entre pour une large part dans l'alimentation de la classe pauvre, et serve, comme au Japon, à la préparation industrielle de divers comestibles.

Le Soya est également cultivé et consommé dans l'Inde, l'Himalaya, à Ceylan, au Tonkin en Cochinchine et dans les possessions hollandaises de la Malaisie. Dans ces divers pays, il est mangé en nature, et l'on s'en sert pour la fabrication de nombreuses denrées alimentaires, les unes aliments habituels du pauvre, les autres condiments recherchés des classes aisées.

En raison de la quantité élevée de matières grasses que renferme le Soya (17 à 18 pour 100), sa farine s'émulsionne avec l'eau, lui abandonnant, avec l'huile, une certaine quantité de légumine : le mélange, passé à travers un linge, donne, comme liqueur filtrée, un vrai lait utilisable comme celui de vache, de chèvre ou de brebis.

Ce lait sert à préparer un fromage (nommé Téou-fou en Chine, Tou-fu au Japon), qui ressemble au fromage blanc connu, en France, sous le nom de fromage à la pie. Le lait légèrement chauffé est coagulé, lorsqu'il est tiède, à l'aide de quelques cuillerées d'eaux mères de sel marin : le caillé, ainsi obtenu, est mis à égoutter, puis soumis à l'action d'une eau courante.

D'après M. Champion, en Chine, un morceau de fromage de pois gros comme le poing se vend six sapèques, un sou environ. Pour bien des gens de la classe pauvre, il constitue le repas du matin, soit à l'état liquide, soit coagulé et frais, soit à l'état sec et frit dans l'huile extraite du Soya.

Cette huile, qui, d'après les analyses de M. Frémy, se trouve dans la graine, dans la proportion de 18 pour 100, est au premier rang parmi les quinze ou vingt sortes d'huiles que possèdent les Chinois ; elle est d'excellente qualité et ne présente pour les Européens, que le défaut de conserver l'arrière-goût de haricot cru.

A Canton, le Soya entre dans la composition d'un ferment solide, le Kiu-tsée, qui sert aux Chinois pour la fabrication d'un vin factice et de leur eau-de-vie.

Enfin, il est la base d'une sorte de sauce qui a franchi les limites de l'Asie, et dont la consommation s'est répandue dans les classes aisées de l'Amérique du Nord, de l'Angleterre et de la Hollande : c'est le Tsiang-yéou des Chinois, le Shoyu des Japonais, le Ketyap de Batavia et Java, l'India-Soy des Américains et des Anglais, le Zoya des Hollandais. Ce produit est un liquide d'un brun plus ou moins foncé, selon la qualité, obtenu par la fermentation de gâteaux faits d'orge grillée et de Soya bouilli. Ces gâteaux après fermentation, sont délayés dans de l'eau additionnée de sel, le tout est abandonné pendant deux et même trois années, puis exprimé dans des sacs. Le liquide qui s'écoule est le Shoyu, il a une odeur et une saveur qui rappellent celles des extraits de viande. Tout, légume, poissons, pâtés, est accommodé ordinairement avec le Shoyu. Il est l'objet d'une industrie importante ; à Nangasaki on compte plus de dix usines, qui en livrent chaque année 1.200.000 kilogrammes à la consommation.

La qualité la plus recherchée est celle de Tokio (Yédo) ; c'est de cette ville que provient l'échantillon que j'ai l'honneur de vous présenter.

Composition. — D'après les analyses communiquées par M. Pellet à l'Académie des sciences en mai 1880, voici la composition des graines chinoises (n° 1) et de graines récoltées en France (n° 2).

	N° 1.	N° 2.
Eau.	9.000	9.740
Matières grasses	16.400	14.120
Matières protéiques.	35.500	31.750

	N° 1.	N° 2.	
Amidon, dextrine, principes sucrés . .	3.210	3.210	
Cellulose.	11.650	11.650	(1)
Ammoniaque.	0.290	0.304	
Acide sulfurique.	0.065	0.141	
Acide phosphorique.	1.415	1.631	
Chlore.	0.036	0.037	
Potasse.	2.187	2.317	
Chaux.	0.432	0.230	
Magnésie.	0.396	0.425	
Substances insolubles dans les acides.	0.052	0.061	
Substances minérales non dosées. . .	0.077	0.247	
Matières organiques diverses.	19.289	24.127	
Total.	100.000	100.000	

La quantité de cendres a été de 4,86 pour le n° 1 et de 5,15 pour le n° 2. Dans ces cendres il a été trouvé (pour 100 de cendres) :

	N° 1.	N° 2.
Acide phosphorique.	29,13	31,68
Potasse.	45,02	45,00
Chaux.	8,92	4,48
Magnésie.	8,19	8,47

On voit que l'acide phosphorique et la potasse représentent à eux seuls les trois quarts du poids des cendres.

Voici, d'après Levallois, la comparaison des résultats des analyses de graines du Soya récoltées par lui à Nice, avec les chiffres d'analyses de blé faites par Isidore Pierre. Pour 100 de graines :

	Blé.	Soya.
Azote.	2,26	6,27
Acide phosphorique.	0,587	1,47
Potasse.	0,414	3,16

(1) Par suite du défaut de substance, ces chiffres représentent la moyenne des échantillons.

Aux analyses faites par M. Pellet il faut apporter de légères corrections ; d'après les analyses faites par M. Müntz, à l'Institut agronomique, les matières amylacées et sucrées s'élèvent à 6,40 pour 100, les matières azotées à 36,67 et les matières grasses à 17,00. La matière sucrée contenue dans le Soya constitue, ainsi que l'a découvert Levallois, un sucre particulier qui, à la façon du sucre de canne, ne réduit la liqueur de Fehling qu'après avoir été interverti par l'acide sulfurique étendu.

Son pouvoir rotatoire est beaucoup plus élevé que celui du sucre de canne ; il dévie à droite de 115° le plan de polarisation, alors que cette déviation n'est que de 67°, 18 dans le même sens pour le sucre. Comme ce dernier, il fermente facilement, mais s'en distingue pour se rapprocher de la mélitose, en ce qu'il fournit de l'acide mucique par l'action de l'acide azotique.

Comparons maintenant les compositions du blé, du haricot, de la pomme de terre, d'après Boussingault, avec celle du Soya :

	Blé.	Haricots.	Pommes de terre.	Soya.
Amidon et principes sucrés.	61,5	48,8	25,2	6,40
Matières azotées.	11,9	26,9	3,0	36,67
Matières grasses.	5.5	3,0	0,3	17,00
Eau.	14,0	15,0	70,0	9,37

CENDRES.

	Blé.	Haricots.	Pommes de terre.	Soya.
Potasse.	33,12	30,03	44,5	45,00
Acide phosphorique.	48,30	26,08	10,8	30,40

Cette comparaison montre la supériorité du Soya sur ces produits végétaux, même sur le blé, car si les cendres de celui-ci paraissent plus riches en acide phosphorique, il faut tenir compte que pour 100 de graines, le blé fournit 2,41 de cendres, alors que le Soya, pour la même quantité, laisse un poids de cendres plus que double, 5.15.

La liqueur préparée au Japon avec le Soya, le Shoyu, a été

analysée au laboratoire officiel de Tokio (n° 1). M. Lecerf en a
fait l'analyse (n° 2) pour s'assurer que le transport n'avait pas
altéré sa composition. Voici les résultats fournis par lui.

	N° 1.	N° 2.
Densité	11,93	1192,5
Extrait sec.	37,712	37,084
Cendres.	19,812	19,878
Matières azotées.	9,488	9,512 (ar. 1,522).
Chlorure de sodium. . .	16,578	16,625
Acide phosphorique. . .	0,466	0,452
Potasse.	0,640	0,659

Ainsi que le montrent ces analyses, le Shoyu contient environ un tiers de son poids de matières solides, dont la moitié
formée de substances minérales ; dans ces dernières, le chlorure de sodium se trouve dans la proposition de 9 pour 11,
l'acide phosphorique dans celle de 2 pour 100, et la potasse
dans celle de 3 pour 100. Les matières azotées s'y trouvent
pour un dixième environ.

Conclusions. — Les analyses citées font ressortir la valeur
considérable du Soya au point de vue alimentaire. Sa richesse
en matières protéiques en fait une chair végétale, et cette
chair serait supérieure, comme aliment concentré, à la viande.
En effet, voici la comparaison des compositions centésimales
du Soya et de la viande de bœuf dégraissée.

	Viande de bœuf.	Soya.
Eau.	74.00	9.37
Matières protéiques. .	22,74	36,63
Matières grasses. . .	2,30	17,00
Potasse.	0,54	3,16
Acide phosphorique. .	0,66	1,47

Ces chiffres n'ont besoin d'aucun commentaire, ils sont assez
éloquents par eux-mêmes, et font comprendre comment au

Japon une poignée de ce haricot suffit à la nourriture d'un homme vigoureux.

On pourrait avec avantage employer la farine de Soya comme aliment puissant, sous un petit volume, chez les individus débilités. Il est, comme le lait, un type d'aliment complet, joignant à l'élément plastique, représenté par la protéine, l'élément respiratoire, graisse, et les sels, dans lesquels l'acide phosphorique et la potasse dominent.

L'absence presque totale de matières amylacées, et la quantité insignifiante de sucre que renferme cette graine, l'indiquent tout naturellement comme la base la meilleure de pain ou de biscottes à l'usage des diabétiques.

Le Shoyu, enfin, qui à une proportion notable de principes azotés joint une quantité assez forte de chlorure de sodium, pourrait être utilement administré aux phtisiques, qui y trouveraient, à côté de matières éminemment nutritives, un élément de compensation de la déchloruration à laquelle ils sont sujets.

Un des grands inconvénients du diabète sucré c'est de produire un érythème des parties génitales qui se montre surtout chez la femme, mais aussi chez l'homme, quoique cette manifestation soit infiniment plus rare chez ce dernier.

Il est assez largement question dans les traités spéciaux des éruptions très prurigineuses qui surviennent aux parties génitales externes chez les femmes glycosuriques.

On a vu des cas dans lesquels il n'y avait aucun symptôme caractéristique du diabète et où tout se réduirais à l'érythème prurigineux des organes génitaux externes.

On doit donc quand ce symptôme existe surtout avec ténacité et en l'absence même de tout autre indice examiner les urines.

On peut s'étonner que les symptômes correspondant chez l'homme à l'érythème de la vulve n'aient pas été signalés dans le diabète.

Peut-être y a-t-il là un défaut d'observations, mais peut-

Leuillieux.

être aussi le fait est-il exact et s'explique-t-il par le contact de l'urine sucrée avec les organes génitaux externes de la femme, tandis que le même contact n'a pas lieu avec les bourses du moins aussi facilement.

Pour notre part nous avons observé plusieurs cas où il se produisait des démangeaisons chez l'homme, quelquefois très pénibles, et qui surexcitaient les instincts génésiques chez des personnes chez lesquelles ils étaient depuis longtemps amplement satisfaits, ou qui étant privées de toute excitation féminine n'avaient aucune cause naturelle pour les faire naître ou les rappeler, ni aucun moyen pour les satisfaire.

Nous avons observé un fait absolument typique à ce sujet chez un Arabe alors que nous faisions un remplacement de médecin de colonisation à Palestro (Kabylie).

Un chaouch d'une cinquantaine d'années sanguin, de complexion très forte et qui avait eu de nombreuses éruptions furonculeuses dont les cicatrices sclérosées et fortement marquées formaient un véritable collier blanc tranchant sur sa peau bistrée à la base de la région cervicale. Il me dit qu'il était continuellement en érection très pénible, bien qu'il coïtait très fréquemment avec ses quatre femmes, et que toutes ses parties génitales étaient le siège d'une inflammation douloureuse très vive.

Je constatais en effet une érosion très marquée, outre le priapisme continuel produit par le grattage sur la partie du gland en rapport, d'un centimètre carré de circonférence environ avec le méat et une traînée érythémateuse qui partant de l'extrémité inférieure du pénis s'étend à toute la surface inférieure du scrotum.

Je le dirigeai sur l'ambulance à Bordj-Menoïël même, où il fut traité par le régime exclusif de bouillie et de lait de Soya et d'eau de Ben-Haroun. Au bout d'un mois et demi de ce traitement on m'écrivit qu'il était sorti complètement guéri de son érythème des organes génito-urinaires. Je n'ai pas eu de ses nouvelles depuis.

CONCLUSIONS

I. — La farine de la graine du Soya hispida, comme le démontre l'analyse chimique, contient de fortes proportions de phosphates et ne renferme pour ainsi dire pas de matière amylacée ni de matière sucrée.

II. — Elle contient en grande proportion une matière protéique (caséine végétale) très nutritive et d'une digestion facile.

III. — Mise sous forme de biscuit ou de biscotte par des procédés spéciaux de panification qui sont le secret de leur inventeur, dans le but d'assurer sa conservation et d'en faciliter l'emploi, ou administrée sous forme de bouillie ou de lait avec ou sans la matière grasse, elle constitue un aliment des plus précieux pour les diabétiques et serait un succédané très avantageux des composés de gluten.

IV. — Vu leur grand pouvoir nutritif, les préparations à base de farine de Soya pourraient fournir un aliment très propre à la sustentation des tuberculeux et des enfants comme aussi de toutes les personnes faibles ou épuisées.

V. — Les préparations diverses qu'on lui fait subir dans les pays où il est cultivé pourraient être usitées en France et fournir à l'hygiène alimentaire par leur diversité et leur puissance nutritive un élément précieux.

VI. — L'alimentation exclusive par le Soya sous toutes les formes durant un certain laps de temps permettrait de mener à bonne fin les lésions produites par des traumatismes accidentels dont seraient victimes les glycosuriques (accidents de chemin de fer, etc.)

VII. — Elle permettrait également de pratiquer les opérations chirurgicales les plus étendues chez les diabétiques, opérations qui sont contre indiquées avec les moyens d'hygiène thérapeutique dont la matière médicale dispose actuellement.

BIBLIOGRAPHIE.

KÆMPFER. — Icones seletæ plantarum quas in Japonia collegit et delineavt.

ENGELBERTUS. — Kæmpfer ex archietypis britannico asservatis.

— Amœnitates.

MIQUEL. — Proclusio floræ Japonicæ.

LINNÉ. — Species plantarum (1621).

SIEBOLD. — Flora Japonico sive plantæ, quas in imperio japonico collegit, descripsit, ex parte in ipsis locis pingendas curavit.

FRANCHET et SABATIER. — Enumeratio plantarum in Japonia crescentium.

BAILLON. — Journal de la Société d'horticulture.

— Histoire naturelle médicale.

CARRIÈRE. — Revue horticole, LII (1880, 153 fig. 31-35.

LECERF. — Communication à la Société médecine pratique, 1er juin 1888.

MŒNCH. — Methodus plantas horti botanici utagri marburgensis stationum diseribendi (1794).

— Supplementum (1802).

P. AILLIEUX. — Le Soya. Monographie, 1881.

DUJARDIN-BEAUMETZ. — Hygiène alimentaire.

PNITZEL. — Thesorus literaturæ botanicæ omnium gentium.

EGASSE. — Plantes utiles des colonies françaises, ouvrage publié sous la direction de M. de Lanessan.

MERAT et DE LENS. — Dictionnaire universel de matière médicale et de thérapeutique, tome VI, page 496.

ROSENTHAL. — Synopsis plantorum diaphoricarum, page 1014.

DUHOMME. — Régime alimentaire des glucosoriques (Société de chirurgie et thèse de Paris).

JACCOUD. — Pathologie médicale.

MICHEL PETER. — Clinique médicale.

MOYNAC. — Pathologie générale.

MARCHAL (de Calvi). — Recherches sur les accidents diabétiques.

www.ingramcontent.com/pod-product-compliance
Lightning Source LLC
LaVergne TN
LVHW010331030726
842520LV00004B/1402